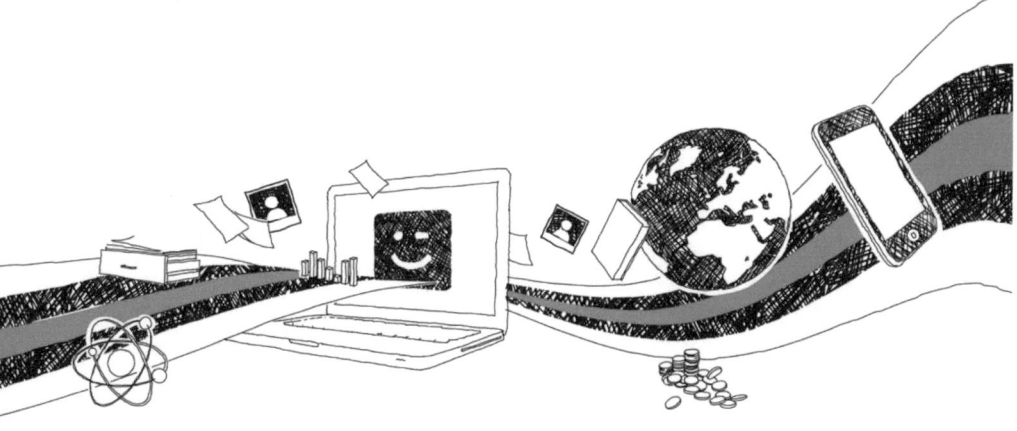
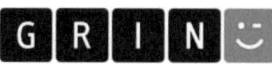

Alter und Bewegung. Auswirkungen des Sports auf Körper und Geist

David Reißig

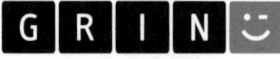

Bibliografische Information der Deutschen Nationalbibliothek:

Die Deutsche Nationalbibliothek verzeichnet diese Publikation in der Deutschen Nationalbibliografie; detaillierte bibliografische Daten sind im Internet über http://dnb.d-nb.de abrufbar.

ISBN: 9783346390356
Dieses Buch ist auch als E-Book erhältlich.

Druck und Bindung: Books on Demand GmbH, Norderstedt Germany
Gedruckt auf säurefreiem Papier aus verantwortungsvollen Quellen

Das vorliegende Werk wurde sorgfältig erarbeitet. Dennoch übernehmen Autoren und Verlag für die Richtigkeit von Angaben, Hinweisen, Links und Ratschlägen sowie eventuelle Druckfehler keine Haftung.

Das Buch bei GRIN: https://www.grin.com/document/1006731

Präventions-, Rehabilitations- und Fitnesssport
Spezielle pädagogische Aspekte
27.03.2016

<u>Seminararbeit</u>

zum Thema

"Alter und Bewegung"

Inhaltsverzeichnis

1. Einleitung

Die Sportwissenschaft beschäftigt sich seit vielen Jahrzehnten mit dem Thema "Alter und Bewegung", denn Bewegung richtig dosiert ist ein Medikament ohne Risiko und Nebenwirkungen. Die Sportwissenschaft kann einen großen Beitrag leisten mit den gesundheitlichen Schwerpunkten Prävention, Rehabilitation und Fitness.

Die hohe Bedeutung und das Zusammenspiel von Gesundheit und Bewegung hat ihre Ursache in der ursprünglichen Menschheitsgeschichte und ist heute bedeutender denn je. Die heutige moderne Gesellschaft zeichnet sich durch hochtechnisierte Erfindungen aus, wird aber auch durch den Mangel an Bewegung charakterisiert. Der Homo sapiens ist auf Bewegung ausgelegt. Diese ist notwendig für den Erhalt unserer Leistungs- und Funktionsfähigkeit und für die Funktionstüchtigkeit all seiner Organsysteme.

Das Altern ist aktuell nicht nur ein sportwissenschaftliches Problem. Der älter werdende Mensch rückt immer mehr in den öffentlichen Vordergrund in unserer Gesellschaft (Mechling, 1998). Die demographische Entwicklung in Deutschland zeigt einen weiter ansteigenden Anteil der älteren Bevölkerung und zeigt viele verschiedene Fragen auf. Der politische Bereich beschäftigt sich mit den entstehenden Kosten für das Gesundheitssystem, welche Möglichkeiten es gibt die verfügbaren Mittel einzusetzen und welche Bedeutung der Alterszuwachs für den Staat und die Wirtschaft hat. Der soziale Bereich widmet sich der Aufgabe für die Entstehung neuer Sporteinrichtungen für Ältere und wie die Bevölkerung in ihrer Gesamtheit zum Sport motiviert und die Barrieren abgebaut werden können. Denn die große Frage ist, wie man ein möglichst gesundes und beschwerdefreies Altern erreichen kann und somit die Lebensqualität längerfristig sichern kann. Es ist unumstritten, dass zielgerichtete Übungen helfen beim Umgang mit den Alltagsanforderungen und beim Erhalt der Selbstständigkeit. Die positive Wirkung von Bewegung auf unsere Gesundheit zeigen messbare Parameter und fundierte Forschungsergebnisse der Sportwissenschaft.

Das Thema "Alter und Bewegung" wird in folgenden Kapiteln dargestellt:

Als Erstes werden die historischen und gesellschaftlichen Rahmenbedingungen des Alterssports näher betrachtet. Um diese zu betrachten, wird der demographische Wandel in Deutschland, der derzeitige Gesundheitsstatus und Funktionseinschränkungen und Aspekte des Alterns beleuchtet. Anschließend sollen die körperliche Aktivität im Alter untersucht werden und es wird kritisch hinterfragt, welche Auswirkungen der Sport auf Körper und Geist hat. Abschließend werden auf die Motivation und Barrieren im Alterssport eingegangen und welche pädagogischen Aspekte beim Ausführen des Sports vom Sporttherapeuten zu beachten sind.

2. Die historischen und gesellschaftlichen Rahmenbedingungen des Alterssports

2.1. Demographischer Wandel in Deutschland

Sowohl in der Öffentlichkeit als auch in der Forschung wird immer häufiger und verstärkt über das Ausmaß und den Auswirkungen vom demographischen Wandel diskutiert. Die demographische Entwicklung in Deutschland ist ein wesentlicher Grund für die Bedeutungszunahme des Alterssports.

Die Geschichte und Soziologie des Alterns in Abbildung 1 (Abb.1) zeigt, dass früher aufgrund der hohen Geburtenausfälle durch die beiden Weltkriege und der Weltwirtschaftskrise nur wenige Menschen ein hohes Alter erreichen konnten. Doch im Verlauf der letzten fünfzig bis einhundert Jahre kam es zu einer deutlichen Erhöhung der Lebenszeit. Der Anteil der über 60-jährigen von 14,0% im Jahr 1950 steigt auf 24,1% im Jahr 2001 und ein weiterer Anstieg auf 29,3% wird für das Jahr 2020 erwartet.

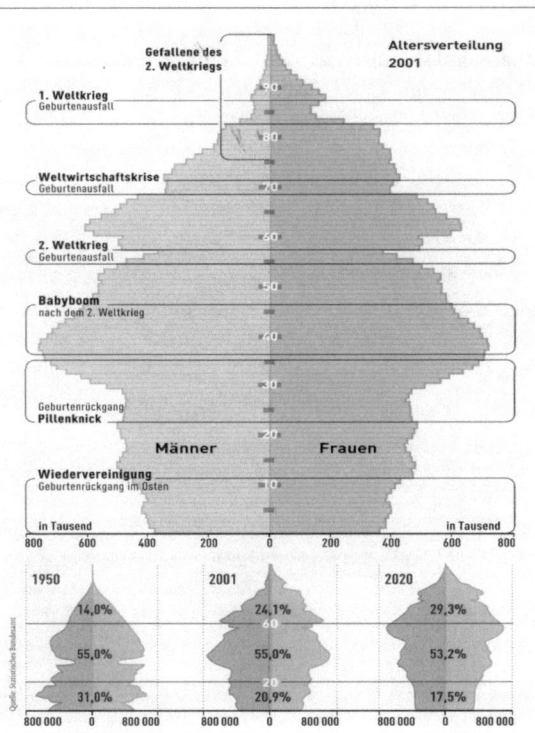

Abbildung 1: Altersstruktur der Bevölkerung der Bundesrepublik Deutschland in den Jahren 1950 und 2001, sowie eine Prognose für das Jahr 2020. Quelle: Klingholz, 2004

Die Gründe für den demographischen Wandel in Deutschland und das "Überaltern" in allen Industriegesellschaften sind vielseitig.

Zum einen zeigt sich ein starker Geburtenrückgang auf, zum anderen kommt es zu einem hohen Anstieg der Lebenserwartung und zu einer deutlichen Reduktion der Säuglingssterblichkeit. Die Verbesserung der medizinischen und hygienischen Bedingungen, sowie eine Voll- bzw. sogar Überversorgung der lebensnotwendigen Güter durch wirtschaftliche und soziale Fortschritte erhöhen deutlich die Lebensverhältnisse und lässt den Anteil der älteren Bevölkerung deutlich prozentual ansteigen und die Zahl der Jüngeren dagegen demographisch sinken (Kapustin, 1980). Das Verhältnis junger Menschen mit einem Alter von unter 20 Jahren zu älteren Menschen von über 60 Jahren verändert sich kontinuierlich auf 1:2. Die mittlere und auch die fernere Lebenserwartung nimmt weiter zu und die Phase des Alterns wird zeitlich betrachtet immer weiter ausgedehnt. Der von vielen Forschern maßgebende Mittelwert der maximalen biologischen Lebensdauer des Menschen von 85 Jahren wird nicht nur vollständig ausgeschöpft, sondern erhöht sich auf etwa 110 bis 120 Jahren (Pickenhain/Ries, 1988).

Diese Veränderung der gesellschaftlichen Struktur birgt sowohl gesellschaftliche und volkswirtschaftliche als auch individuelle Probleme. Es gibt viele ungelöste Fragen in der Renten- und Gesundheitsdiskussion, als auch in der Thematik der hohen Hilfs- und Pflegebedürftigkeit und beim Erhalt der selbstständigen Lebensführung und hohen Lebensqualität. Ein wesentlicher Beitrag leistet das junge etablierte sozialstaatliche Sicherungssystem. Durch dieses System wurde ein Pensionierungsdatum festgelegt, welches die Menschen aus dem Arbeits- und Erwerbssystem und damit aus dem mittleren Lebensalter aussegmentiert hat. Die gesetzlich gesicherte Altersversorgung (auch Rente genannt) bildet das materielle Fundament für die eigenständige Lebensphase "Alter", welche befreit ist von der Aufgabe der Existenzsicherung (Mechling, 1998).

Die Chance ein hohes Lebensalter zu erreichen ist dank der Errungenschaften der modernen Zeit gestiegen. Die ältere Bevölkerung der heutigen modernen Zeit ist stärker daran interessiert aktiv an der Wahrung ihrer Lebensqualität und ihrer Selbstständigkeit zu arbeiten.

Dieser Anforderung möchte auch der Sport gerecht werden. In den letzen 20 Jahren gründeten sich immer mehr Vereine und gemischte Sportgruppen für die ältere Bevölkerungsschicht und private Sportzentren und Fitessstudios überarbeiteten ihr Programm für attraktivere Angebote (Meusel,1980).

Sportverbände arbeiten eng zusammen mit den Krankenkassen und engagieren sich für Kampagnen wie "50 PLUS". Auch das Bundesministerium für Familie, Senioren, Frauen und Jugend (BMFSFJ) und der Deutsche Sportbund (DSB) starteten gemeinsam im Jahr 2003 das Modellprojekt "richtig fit ab 50" und werben für körperliche Aktivität im höheren Alter (www.richtigfit-ab50.de).

Dass diese Projekte und Initiativen die entsprechende Aufmerksamkeit bekommen, ist zu begründen mit der Umorientierung des Sports seit den 70er Jahren. Diese führt immer weiter vom Leistungsgedanken weg und zielt hingegen auf die individuellen Bedürfnisse einer eher bisher unsportlichen Mehrheit der Bevölkerung mit den Schwerpunkten Gesundheit, Fitness, soziale Integration, Selbstfindung und Wohlbefinden durch Sport.

Aber nicht nur der Sport stellt sich dieser Herausforderung, sondern auch die Gesellschaft und die Politik. Die Zielgruppe von den Projekten sind insbesondere Frauen und Männer zwischen 50 und 60 Jahren. Das Ziel ist es diesen Menschen zu zeigen, dass Sport nicht nur das Wohlbefinden steigert, sondern auch ein Mittel ist um innere und orthopädische Krankheiten vorzubeugen und um den Alterungsprozess zu verlangsamen. Dazu muss zur aktiven und regelmäßigen Beteiligung an Sport- und Bewegungsangeboten motiviert und vorhandene Barrieren gesenkt werden. Die Kosten die entstehen durch Bewegungsmangel im Gesundheitswesen stehen an zweiter Stelle. Diese entstehen durch Krankenhausaufenthalte, Arzt- und Pflegekosten, Medikamente, Rehabilitationen und Wirtschaftseinbußen. Damit hat der Alterssport nicht nur eine individuelle, sondern auch eine gesamtgesellschaftliche Bedeutung. Krankenkassen werben mit Bonussysteme, Beitragssenkungen und anderen Aktionen für sportlich aktive Menschen.

2.2. Der Gesundheitsstatus

Nach der repräsentativen Bevölkerungsbefragung Alters-Survey (1996) konnte festgestellt werden, dass nach persönlicher Einschätzung der Befragten der 55- bis 69-Jährigen ca. 40% keine bzw. eine Erkrankung hatten, wohingegen nur noch 20% der 70- bis 85- Jährigen keine bzw. eine Erkrankung vorweisen konnten. Ein höheres Alter bedeutet demzufolge eine deutliche Zunahme von Krankheiten und es gibt keinen signifikanten Geschlechterunterschied (Künemund, 2005). Zusätzlich konnte festgestellt werden, dass ab dem 60. Lebensjahr der Anteil der Personen, die krank oder unfallverletzt sind, von 15% auf 28% ansteigt (Statistisches Bundesamt, 2007). Des Weiteren gaben 66% der 55- bis 69-Jährigen an, dass sie die gesundheitlichen Veränderungen nicht als Belastung wahrnehmen, wohingegen 50% der 70- bis 85-Jährigen die gesundheitlichen Probleme als Belastung erleben, weil sie sich bei der Alltagsbewältigung beeinträchtigt fühlen. Dabei nehmen mehr Frauen als Männer eine solche Beeinträchtigung im Alltag wahr.

Nach Auswertung der SHARE-Studie gaben 56% Männer und 60% Frauen der 60- bis 69-Jährigen chronische Gesundheitsprobleme an und diese steigen mit zunehmendem Alter und Geschlechterdifferenz an (Menning, 2006). Bei der subjektiven Einschätzung des Gesundheitszustandes, bei der die Gesundheit mit schlecht oder sehr schlecht beurteilt wurde, ist der Anteil der über 70-jährigen Frauen deutlich höher als bei den gleichaltrigen Männern.

Laut der Telefonischen Gesundheitssurvey des Robert Koch-Instituts zeigen sich deutliche Unterschiede zwischen den Geschlechtern auf in Hinblick auf einzelne Erkrankungen und Symptome. So leiden die über 60-jährigen Frauen an Arthrose, Arthritis, chronische Rückenschmerzen, Kopfschmerzen, Schwindel und Depressionen. Die über 60-jährigen Männer hingegen gaben Erkrankungen wie Diabetes mellitus und Angina pectoris an (Ellert et al., 2006). Sowohl bei den Krankheiten wie Hypertonie, hohe Cholesterinwerte, Bronchitis und allergische Erkrankungen als auch bei der subjektiven Einschätzung des Gesundheitszustandes gibt es zwischen beiden Geschlechtern kaum Unterschiede.

2.3. Funktionseinschränkungen und Aspekte des Alterns

Obwohl es nach vor keine anerkannte Theorie gibt, die den Prozess des Alterns erklärt, ist man sich einig, dass das Altern ein genetischer Prozess ist mit zahlreichen psychologischen, physiologischen und sozialen Veränderungen. Unbeeinflussbare Parameter sind das Erbgut, das Klima, die Umwelt und Allergene. Hingegen sind die Lebensweise, die Ernährung und das Aktivitätsniveau Parameter, die vom Menschen individuell beeinflusst werden können.

Soziologische Aspekte

Im soziologischen Kontext wird das Altern als eine Veränderung der Position des Menschen in der Gesellschaft und dessen Bezug zur Umwelt betrachtet.

Dazu unterscheidet man vier verschiedene Bereiche:

Der erste Bereich etwa ab dem 60. Lebensjahr ist die Ausgliederung aus dem Arbeits- und Erwerbssystem und damit aus dem mittleren Lebensalter. Mit dem Beginn des höheren Alters bzw. dem Rentenalter stehen einem nun Zeit und Möglichkeiten zur Verfügung, welche während des Berufslebens und mangelnder Zeit nicht möglich sind. Andererseits ist dies aber auch oft verbunden mit sinkendem sozialem Ansehen und fehlender Selbstständigkeit. Dieser Bereich wird von vielen Älteren mit einer subjektiv relativ guten und zufrieden stellenden Gesundheit erlebt (Beckers, Ehlen, Luh. 2006).

Der zweite Bereich ab etwa 75 bis 80 Jahren beschreibt die familiären Veränderungen. Durch die Änderung im familiären Rollensystem und durch den Tod des Ehepartners kann es zur zunehmenden sozialen Verarmung, zu gravierenden gesundheitlichen Störungen, funktionellen Defiziten, chronischen Erkrankungen und zur Hilfs- und Pflegebedürftigkeit kommen. Laut der Weltgesundheitsorganisation WHO kann dies durch einen hohen Bildungsstand bzw. höheren Bildungsabschluss und durch ein hohes Aktivitätsniveau besser kompensiert werden.

Der dritte Bereich untersucht den Kontaktverlust und die soziale Verarmung genauer. Diese wird verursacht durch die abnehmende Mobilität, der sinkenden physischen Leistungsfähigkeit und geht meist mit einer Abnahme der Lebensqualität einher. Das hat zur Folge, dass sich die Gesundheit verschlechtert und sich eine Abwärtsspirale bilden kann, welche letztlich in sozialer Isolierung und kognitiver und physischer Belastung endet.

Der vierte Bereich ist der Zwiespalt zwischen neu erlangten Freiräumen und einem sinkenden Aktivitätslevel. Mit dem Austritt aus dem mittleren Lebensalter und dem Beginn des Rentenalters sollte regelmäßiges Sporttreiben und ein geregelter Alltag mit Hobbies und Freizeitaktivitäten im Vordergrund des Lebens stehen. Eine Vielzahl von Studien haben den Zusammenhang zwischen Gesundheit und regelmäßiger sportlicher Aktivität untersucht. Ein körperlich aktiver Lebensstil gilt für die Aufrechterhaltung der Gesundheit und die Vermeidung von chronischen Erkrankungen heute als unumstritten. Dabei sind etwa 80 bis 90 Prozent aller Erwachsenen in Deutschland von Bewegungsmangel betroffen und das Sportengagement nimmt systematisch über die Altersgruppen hinweg ab (Mensink, 2003).

Biologische Aspekte

Mit zunehmendem Alter sinkt die allgemeine Leistungsfähigkeit durch kardiovaskuläre, pulmonale und degenerativ-reaktive Veränderungen am Bewegungsapparat (Hollmann, 1993). Die ersten Leistungseinbußen sind ab dem 30. Lebensjahr zu verzeichnen. Maßgebende Auswirkungen für die Leistungsfähigkeit im kardio-pulmonalen Bereich sind: Verminderung des Herzzeitvolumens, Verminderung der Sauerstoffaufnahme, die Laktatwerterhöhung im Blut und eine verschlechterte Atemökonomie. Maßgebende Auswirkungen für die Leistungsfähigkeit im Bereich der Skelettmuskulatur sind: die Abnahme der fettfreien Masse/Muskelmasse, die Verringerung der Muskelkraft, die Abnahme der schnell arbeitenden Muskelfasern, die Verschlechterung des Nerv-Muskel Zusammenspiels, die Verlangsamung des Metabolismus und die Abnahme der Mobilität und Elastizität (Bauer, Seifert, Koch, Krüger, Singer, Prokop u.a.1998). Chronischer Bewegungsmangel wird verbunden mit etlichen orthopädischen, inneren und psychischen Krankheiten wie Diabetes mellitus, Angina pectoris, Hypertonie, koronarer Herzkrankheit, erhöhte Cholesterinwerte, Bronchitis, allergische Erkrankungen, Arthrose, Arthritis, chronische Rückenschmerzen, Kopfschmerzen, Schwindel und Depressionen.

Psychologische Aspekte

Sowohl psychologische Veränderungen als auch Erkrankungen sind im Alterungsprozess völlig individuell und kommen unterschiedlich zum Vorschein. Folglich kann die Population in Hinblick auf die psychologischen Aspekte als stark heterogen betrachtet werden. Einige kognitive Fertigkeiten und Fähigkeiten entwickeln sich bis zum Ende unseres Lebens. Hingegen können andere kognitive Funktionen wie das Gedächtnis und die Konzentrationsfähigkeit sich mit zunehmendem Alter verschlechtern. Diese Veränderungen sind abhängig von vielen psychischen und sozialen Faktoren wie dem Bildungsstand, dem Gesundheitszustand und dem Aktivitätsniveau, aber auch psychische Vorbelastungen durch das Berufsleben. Durch das Ausscheiden aus dem Berufsleben, das Sterben des Ehepartners, die Veränderungen im sozialen Umfeld, die veränderte Wohnsituation und die Angst davor ein Pflegefall zu werden sind Verschlechterungen im emotionalen Bereich keine Seltenheit. Betroffene leiden in diesem Lebensabschnitt oft an Depressionen, Aggressivität und Angst und es manifestieren sich oft andere chronische gesundheitliche Schäden (Bauer, Seifert, Koch, Krüger, Singer, Prokop u.a. 1998).

3. Körperliche Aktivität und Sport im Alter

3.1. Trainierbarkeit der Konditionellen und koordinativen Fähigkeiten

Konditionelle und koordinative Fähigkeiten leisten einen großen Teil beim Erhalt der Selbstständigkeit und spielen eine wichtige Rolle bei der Verrichtung und Ausübung des täglichen Lebens, wie das Ankleiden, Einkaufen und die Körperpflege. Des Weiteren haben sie einen großen Stellenwert bei der Mobilität, der sicheren Fortbewegung und bei der Sturzprophylaxe. Folglich ist es sehr wichtig, dass diese Leistungskomponenten im Alter trainiert und die Abnahme der Leistungsfähigkeit verringert wird. Der natürliche Gang des Älterwerdens ist verbunden mit einem erhöhten Morbiditätsrisiko und dem Einschränken der körperlichen Leistungsfähigkeit. Sämtliche Studien zeigen, dass der Verlust der Leistungsfähigkeit beschleunigt wird bei Unterlassung von jeglicher Form der Beanspruchung und Bewegung. Der Hauptgrund für diese Leistungseinbußen ist demzufolge das Spiegelbild der sportlichen und alltäglichen Aktivität und nicht nur der Alterungsvorgang an sich. Fordert Beruf, Alltag und Sport ausreichend hohe Belastungen, kann der Rückgang des Leistungsverlustes verlangsamt werden. Dies bedeutet auch, dass der wohlvertraute negative Stereotyp nicht einhergehen muss, bei dem alte Menschen als schwach, langsam, krank und nicht leistungsbereit beschrieben werden.

Kraft

Querschnittstudien an Untrainierten zeigen, dass die Kraftleistung bis zum 30. Lebensjahr zunimmt. Ab dem 30. bis zum 55. Lebensjahr nimmt die Kraftleistung nur noch geringfügig zu. Nach dem Überschreiten des 60. Lebensjahres nimmt die Kraftleistung jährlich ab.

Dies ist durch eine Verringerung des Muskelquerschnitts bedingt (LARSSON et al.,1978) Die Studie "Strength training and determinants of VO2max in older men" konnte nach einem 12 wöchigen Krafttraining eine Maximalkrafterhöhung der Beinkraft von 107% vorweisen. Zahlreiche andere Studien belegen, sofern ein überschwelliger und trainingswirksamer Reiz erreicht wurde, dass die Kraft nach durchschnittlich 10 Wochen um 40 bis 60% erhöht werden kann. Begründet wurde dies mit der Hypertrophie und der Querschnittsflächenvergrößerung der Muskulatur.

Ausdauer

Ähnlich wie bei den Kraftwerten zeigen Untersuchungen, dass die Ausdauer ab dem 30. Lebensjahr sich langsam und stetig verschlechtert. Ursächlich dafür ist die Verringerung des Schlagvolumens und des zu erreichenden Herzzeitvolumens (BAUM et al. 2000). Dies wird anhand der maximalen Sauerstoffaufnahme (VO2max) gemessen. In der Studie " Endurance training in older men and women. I. Cardiovascular responses to exercise" konnte nach einem 6-monatigem Ausdauertraining jeweils mit niedriger und hoher Intensität eine durchschnittliche Leistungserhöhung von 30% festgestellt werden.

Beweglichkeit und Koordination

Wie auch die Aussagen zu Kraft und Ausdauer sind diese für die Beweglichkeit und Koordination ähnlich. Mit dem Fortschritt des Alterns - und zwar bereits ab dem Jugendalter - ist ein deutlicher Rückgang dieser Fähigkeiten zu sehen, sind jedoch mit entsprechender Trainingsanpassung bis ins 8. Lebensjahrzehnt um bis zu 50% verbesserungsfähig (Meusel, 1999).

3.2. Physische, psychische und soziale Auswirkungen des körperlichen Trainings

Bisherige Forschungsergebnisse zufolge ist es unumstritten, dass Sport und gesunde körperliche Belastung in unterschiedlichen Bewegungsformen und Sportprogrammen für eine dauerhaft hohe Lebensqualität und -freude von größter Bedeutung sind. Es scheint kaum noch ein Krankheitsbild zu geben, bei der die Behandlung und die Sporttherapie nicht koexistieren (Braumann, 1998).

Physische Auswirkungen

Physische Effekte sind im Wesentlichen von gezielten körperlichen Belastungen im Alltag oder von einem funktionellen Trainingsprogramm abhängig. Durch die Kräftigung der abgeschwächten Muskulatur, insbesondere des Rumpfes, können typtische Beschwerden kompensiert werden und die Häufigkeiten von Rückenbeschwerden reduziert werden. So ist es für viele ältere Menschen ein großes "Geschenk" endlich wieder das eigene Enkelkind auf dem Arm halten zu können. Ein weiteres Argument für regelmäßiges Krafttraining, insbesondere für ältere Frauen, ist die Verringerung der Osteoporose und die Zunahme der Knochendichte.

Ausdauertraining sollte beim Alterssport den wichtigsten Teil einnehmen (Hollmann, 1986). Zum einen kräftigt es die Atemmuskulatur und erhöht die Vitalkapazität. Die Leistungsfähigkeit kann dadurch erhöht werden und die Ökonomie des Atmungssystems wird positiv beeinflusst. Zum anderen hilft das Ausdauertraining bei sämtlichen inneren Erkrankungen. Die sogenannten Zivilisationskrankheiten betreffen das Herz-Kreislaufsystem und werden verursacht durch eine zunehmende Bewegungsarmut.

Bekannt sind diese Krankheiten in der Medizin unter dem Begriff "Metabolisches Syndrom". Durch regelmäßiges Ausdauertraining können Übergewicht, Fettstoffwechselstörungen und Diabetes mellitus verhindert werden.

Des Weiteren können Fett- und Blutdruckwerte, Insulinsensibilität und die Ökonomisierung der Herztätigkeit verbessert werden. Die Effekte auf das Immunsystem sind inzwischen unstrittig und dient als guten Schutz vor banalen Infektionen und unter Umständen lebensbedrohlichen Krankheiten.

Sport und Bewegung zum Erhalt der körperlichen Fitness kann nicht bloß den Funktionsverlust verschiedener Organe vorbeugen, sondern ermöglicht auch längere Aktivitäten wie Gartenarbeit, Einkauf, Spaziergänge und allgemeine Mobilität im Alltag. Die Beweglichkeits- und Koordinationskomponente nimmt dabei einen wesentlichen Platz ein, wenn es um die Sicherheit im Straßenverkehr, normalen Alltagsaktivitäten wie Ankleiden und Körperpflege und auch der Sturzprophylaxe geht.

Psychische Auswirkungen

Viele ältere Menschen haben Angst, dass sie der alltäglichen Situationen nicht mehr gewachsen sind. Aus diesem Grund beschränken sie ihre Aktivitäten nur noch auf das Minimum, ziehen sich zurück und fallen in einen Zustand der sozialen Isolation. Zahlreiche Untersuchungen zeigen, dass Bewegung in der Gruppe und allein sich positiv auf die Psyche des Menschen auswirkt. So konnte eine Beziehung zwischen Sport und eine Verbesserung der sozialen Situation und eine Stärkung des Selbstbildes hergestellt werden (Janssen, 1995; Allmer, 1998).

Sport leistet außerdem einen großen Beitrag zur Verbesserung des psychischen Wohlbefindens. Es fördert die Reduktion der Angst, die Abnahme einer depressiven Stimmungslage, hilft bei einer besseren Stressbewältigung und gibt den älteren Menschen Kontrolle über sich selbst und der Umwelt zurück.

Ein psychisches Wohlbefinden kann für die Abnahme von körperlichen Beschwerden und für einen subjektiv guten Gesundheitsstatus sorgen. Ein Wirkungsmechanismus könnte zum Beispiel die Verbesserung des Schlafverhaltens sein, welcher bei älteren Menschen keine Seltenheit ist. Durch das Erreichen von einem gesunden Maß an positiver Erschöpfung, kann das Schlafbedürfnis erhöht werden und so der Medikamenten- und Schlafmittelkonsum reduziert werden.

Sport fördert des Weiteren die geistige Gesundheit und kann die kognitiven Fähigkeiten wie zum Beispiel das Gedächtnis und die Intelligenz beanspruchen und fördern. Durch die verstärkte Aktivität des Parasympathikus und damit das Anregen der Durchblutung im Gehirn kann das Risiko an Demenz zu erkranken gesenkt werden (Hollmann, 2000).

Infolge wechselnder Belastungen durch den Sport kommt es zur besseren Anpassung des vegetativen Nervensystems. Der Hormonhaushalt wird besser reguliert, aufgrund dessen kann die Stresstoleranz verbessert und Beschwerden wie zum Beispiel Schwindelgefühl und Schmerzen gelindert werden.

Soziale Auswirkungen

Der Schritt der älteren Menschen aus dem Berufsleben ist oft damit verbunden, dass sie Kontakte mit einer weniger engen Beziehung verlieren. Das sind meistens Arbeitskollegen oder flüchtige Bekanntschaften.

Des Weiteren schränkt die räumliche Distanz, die abnehmende Mobilität und die Berufstätigkeit der jüngeren Generation die Besuchsmöglichkeiten der Familie ein. Auf der einen Seite verstärkt dies das Gefühl der Einsamkeit im Alter, aber auf der anderen Seite verstärkt es auch den Wunsch nach mehr sozialen Kontakten (Baum/Rüther/Goldschalt, 2000).

Die soziale Integration älterer Menschen ist auf verschiedenste Art und Weise realisierbar.

Wie bereits erfasst, kann zum Beispiel Sport die soziale Situation verbessern und ältere Menschen aus dem Loch der sozialen Isolation herausholen. Ein aktiver bewegungsreicher Lebensstil kann helfen wieder einen geregelten Tagesablauf zu bekommen, die Langeweile zu verringern, das Gefühl der Einsamkeit zu verdrängen und die Bewegungssicherheit wieder zu erlangen. Das freiwillige Arbeiten und die aktive Teilhabe an Vereinen beispielsweise kann das Selbstvertrauen älterer Menschen vergrößern und eröffnet neue Möglichkeiten beim Knüpfen neuer Kontakte. Es können Gedanken und Erfahrungen über Alltagsbelastungen ausgetauscht werden mit Menschen, die sich in der gleichen Situation befinden. Solche Tätigkeiten und Möglichkeiten helfen eine höhere Lebensqualität zu haben und länger und gesünder zu leben.

Beim gemeinsamen Ausüben von Sport können sogar im höheren Alter immer noch Lernprozesse stattfinden. Zum Beispiel beim Einhalten von Regeln, beim Ausführen bestimmter Rollen und das Respektieren des Gegenspielers in Wettkampfsituationen. So können bereits bestehende und bewährte Ordnungen beibehalten werden.

4. Motivation und Barrieren für die Teilnahme am Alterssport

Ältere Menschen haben oft verschiedene Vorstellungen zum Alterssport. Es unterscheiden sich Triebe, Bedürfnisse, Wünsche und Interessen. Der Wunsch nach sozialem Kontakt wird vor allem im späteren Verlauf des Lebens immer weiter wirksam.

Für die Sportmotivation Älterer ist eine emotionale Bindung als affektive Grundlage der Sportmotivation wichtig (Meusel 1999).

Die Motive bei älteren Menschen sind sehr unterschiedlich. Die in der Regel gleichzeitig wirkenden Motive stellen sich in der Rangfolge unterschiedlich dar. So unterscheidet man Nichtsportler von Wiederbeginnern. Nichtsportler sind all diejenige, die sich im Alter erstmalig dazu entscheiden Sport zu treiben. Wiederbeginner zeigen bereits Erfahrungen im Sport, wie zum Beispiel Seniorengymnastik oder Rehabilitationssport.

Die einen möchten Sport treiben zur Freude und zum Spaß an der Bewegung. Sie wollen fit und gesund bleiben, Spiel, Spannung und Ausgleich erleben und ein Gefühl des Wohlbefindens beibehalten. Andere suchen in Sport neue Herausforderungen, sportliche Leistungen und Erfolgserlebnisse. Insbesondere Frauen haben im Alterssport die Motive körperliche Selbsterfahrung und Attraktivitätssteigerung. Die Gemeinsamkeit der sozialen Motivation ist aber der Wunsch nach neuen Kontakten, neuen freundschaftlichen Bindungen, das Zusammensein mit Freunden und die Zugehörigkeit zu einer Gruppe zu finden, um Geselligkeit zu erfahren. Männer ordnen die Geselligkeit deutlich höher ein als Frauen, wohingegen Frauen das Motiv Fitness und Gesundheit favorisieren. Interessanterweise hat sich bei der Befragung bei einer australischen Seniorenmeisterschaft 1991 in Brisbane von McIntyre et al. (1992) herausgestellt, dass selbst im Leistungssport das Motiv "Personal Development" die geringsten Werte erhielt. Dieses Motiv beinhaltete vor allem Risikobereitschaft, sportlicher Erfolg und der Konkurrenzkampf gegenüber anderen.

Doch trotz der bereits zahlreich aufgeführten positiven Auswirkungen des Sports auf Körper und Geist gibt es immer noch eine sehr große Anzahl Älterer, die keinen Sport treiben und keinen Sport treiben wollen. Die sogenannten Barrieren sind vielschichtig und wirft die Fragen auf:

- Was sind die Barrieren, die die Menschen jeder Altersgruppe daran hindert sportlich aktiv zu werden?
- Welche Gründe haben die Menschen mit dem Sport aufzuhören?
- Wieso sind insbesondere ältere Menschen schwer dafür zu begeistern und zu motivieren Sport zu treiben?

Allmer (1986) nennt acht Gründe für Barrieren und Hindernisse, wobei die politischen Barrieren abgebaut worden:

1. *"Ich bin gesund, ich brauche keinen Sport"* (Allmer 1986): Sport mit seinen positiven Vorzügen wird als nicht notwendig erachtet, weil die älteren Menschen der Meinung sind ausreichend Bewegung im Alltag zu haben und gesund sind. Sie haben genug Aktivität mit den alltäglichen Aufgaben und ein bestehendes soziales Netzwerk, so dass sie kein Interesse haben Sport zu treiben.

2. *Sport ist ein zu großer Aufwand*: Zu einem beklagen sich ältere Menschen oft über die Infrastruktur. Die Entfernung der Sportspätten ist zu groß und das Benutzen der öffentlichen Verkehrsmittel wird als zu hohe Belastung empfunden. Zum anderen sind sie sich unsicher, ob der Sport die erhofften Ziele herbeiführen kann. Es werden Kosten, Aufwand und Zeit miteinander abgewogen. Wenn die Zweifel überwiegen, entscheiden sich viele Ältere entgegen dem Sport.

3. *Sport vs. andere Interessen und Verpflichtungen:* Viele ältere Menschen haben familiäre Verpflichtungen. Das ist die Fürsorge der eigenen Kinder und Enkelkinder und das Erledigen des Haushaltes. Des Weiteren verfolgen Ältere andere Alltagtätigkeiten und Hobbys und betrachten den Sport als weniger wichtig.

4. *Die sozialen Ängste:* Diese Ängste beinhalten zum Beispiel die Kontaktaufnahme mit fremden Menschen. Ältere Menschen haben Angst abgelehnt zu werden und sorgen sich über ihr eigenes negatives Selbstbild, wie zum Beispiel Übergewicht oder das Aussehen der eigenen Sportbekleidung. Diese Ängste werden insbesondere durch Vorurteile aus der Umwelt verstärkt, dass ältere Menschen keinen Sport mehr treiben.

5. *"Sport ist Zeitverschwendung."*: Ältere Menschen haben des Öfteren mehr Angst vor den negativen Gefahren des Sports. Sie sind der Meinung ihre sozialen Bedürfnisse anders befriedigen zu können und glauben, dass der Sport die letzten Lebensreserven rauben würde. Sie verbinden Sport mit Verletzungen, Überlastungen, Erkältungen und keinesfalls als aktive Erholung.

6. *"Für Sport ist es zu spät."*: Viele Menschen, nicht bloß die Älteren, glauben, dass sie nach langer Inaktivität nicht mehr den Weg zur sportlichen Aktivität finden. Die Barriere für den Sport ist also das nicht Ausführen von Sport. Das betrifft insbesondere ältere Menschen, die in dem Zeitraum zwischen 1910 und 1920 geboren wurden (McPherson 1994, S.343). In der Jugendzeit wurde allgemein wenig Sport betrieben aufgrund mangelnder Sportstätten und die Freizeit wurde anderweitig verbracht. Aus diesem Grund fehlt es vor allem an sportlicher Bewegungserfahrung.

7. *Informationsmangel:* Der Mangel an Informationen über Sportangebote und Sportanlagen verhindert den Zugang zur sportlichen Betätigung. Das können Informationen über Standorte,

verschiedene Sportarten und Kurse sein. Des Weiteren fehlen die Erfahrung über die eigene Leistungsfähigkeit und das Wissen, wie hoch die Belastung bei Sportkursen und Vereinen ist. Einen wichtigen Beitrag können dazu Ärzte, Altenheimpersonal, soziale Dienste und Sporttherapeuten leisten, die älteren Menschen zum Sport aufzuklären und zu ermutigen.

8. *Politische Barrieren:* Diese sind zum Beispiel die ungenügende aktive Gesundheitsförderung, der unzureichende Umfang des Sportunterrichtes und die wenigen finanziellen Mittel für Alterssportgruppen.

5. Pädagogische Aspekte für den Alterssport

Für die Verwirklichung des Alterssportes sind ein ausgebildeter Sporttherapeut, die richtigen Inhalte, das Einhalten trainingswissenschaftlicher Methoden und die Vermittlungsart entscheidend.

Für eine sichere und gut strukturierte Übungsstunde sollte vor dem Beginn geprüft werden, ob eine ärztliche Untersuchung vorliegt und ob die Beteiligten gesundheitlich in der Lage sind an der Übungsstunde teilzunehmen. Der Übungsleiter muss eine Übersicht über die Krankheitsbilder der Sportteilnehmer und über die Medikamenteneinnahme haben, um individuelle Unterschiede beachten zu können. Dabei ist vor allem der möglich übertriebene Ehrgeiz zu beachten, der zum Beispiel in Wettkampfsituationen entstehen kann. Bei spezifischen Einschränkungen und möglichen Überlastungssymptomen sollte eine alternative Aufgabe oder gezieltes Ausruhen ausgeführt werden. Um Verletzungen zu vermeiden, muss der Übungsleiter auf Gefahrenquellen hinweisen und die Risiken bei jeder Übung minimieren. Des Weiteren sollte der Übungsleiter bereit sein Übungen vorzuführen und Hilfestellung zu geben, um damit Ängste abzubauen.

Das Halten der Balance zwischen funktionellen Zielen und dem Aspekt der Spaß und Freude kann zu einer angenehmen Atmosphäre beitragen. Dabei sollte der Übungsleiter bei Korrekturnotwendigkeit möglichst die ganze Gruppe ansprechen und nicht den einzelnen Teilnehmer. Das häufigere Loben als das Tadeln ist besonders wichtig zum Erhalt eines angenehmen Gruppenklimas.

Der Übungsleiter kann die Gruppe zu einer Gemeinschaft festigen, wenn er ein "offenes Ohr" und gute soziale und pädagogische Kompetenz zeigt. Den Teilnehmern muss die Möglichkeit gegeben sein sich mitteilen und austauschen zu können, auch wenn es nicht zum Inhalt der Übungsstunde passt (LSB Sachsen, 1998).

6. Schlussbetrachtung

Das Allheilmittel zu finden und ewig zu leben ist schon immer ein Traum der Menschen gewesen. Im Sport wird man selbstverständlich ein solches Mittel nicht finden können und dies wird auch nicht das Ziel beim körperlichen Training für ältere Menschen sein. Obwohl es wissenschaftlich nachgewiesen ist, dass man mit einem aktiven Lebensstil "Lebensjahre hinzufügen" kann, ist die Bedeutung des Sports für Ältere der lange und erfolgreiche Erhalt der Selbstständigkeit, der Lebensqualität und der Leistungs- und Funktionsfähigkeit. Körperliches Training gibt uns die Optionen länger, gesünder und mit Wohlbefinden zu altern.

Literaturverzeichnis

Allmer, H. (1986): Sportliche Inaktivität im Alter: Eine Analyse individueller Begründungen. In: Zeitschrift für Gerontologie, Darmstadt, Bd. 19, heft 6, S. 384-388.

Allmer, H. (1996): Bewegung, Spiel und Sport im Alter. Band II, Strukturelle Merkmale von Angeboten. Kölln: Sport und Buch Strauß GmbH.

Allmer, H. (1998): "mens sana in corpore sano" - Zauberformel für Bewegungs- und Sportaktivitäten mit Älteren? In: MECHLING, H. (Hrsg.): Training im Alterssport. Sportliche Leistungsfähigkeit und Fitness im Alternsprozeß. Hofmann: Schorndorf, 39-50. (Hollmann, 2000).

BAUM, K., T. RÜTHER; C. GOLDSCHALT (2000): Im Blickpunkt: Der ältere Mensch. Lebensqualität und Leistungsfähigkeit durch körperliches Training. I. Holzapfel: München.

Bös, K., H. Mechling (1983): Dimensionen sportmotorischer Leistungen. Hofmann: Schorndorf

Braumann K.-M. (1998). Sport und Trainierbarkeit im Alter. Schorndorf: Karl Hofmann.

Bauer, Seifert, Koch, Krüger, Singer, Prokop u.a.(1998). Bewegung und Sport mit Älteren – vielseitig und gesundheitsorientiert. Leipzig: Schriftenreihe des LSB Sachen E.V.

Beckers, Ehlen, Luh (2006). Bewegung, Spiel und Sport im Alter – Neue Ansätze für Kompetentes Altern. 1. Auflage. Sportverlag Strauß

Denk H., Schaller H.-J.,Pache D. Handbuch Alterssport, Grundlagen-Analysen-Perspektiven. Beiträge zur Lehre und Forschung im Sport, Band 139. Schorndorf: Karl Hofmann.

Denk H. (1996). Alterssport – Aktuelle Forschungsergebnisse. Schorndorf: Karl Hofmann.

D. R. Seals, J. M. Hagberg, B. F. Hurley, A. A. Ehsani, J. O. Holloszy. Endurance training in older men and women. I. Cardiovascular responses to exercise. Journal of Applied Physiology Published 1 October 1984 Vol. 57 no. 4, 1024-1029

Ellert, U., Wirtz, J., Ziese, T. (2006). Telefonischer Gesundheitssurvey des Robert Koch-Institut (2. Welle), In Robert Koch-Institut. Berlin: RKI

Haag H., Strauß B.: Themenfelder der Sportwissenschaft. Grundlagen zum Studium der Sportwissenschaft, Band VI. Schorndorf: Karl Hofmann

Hollmann, W.: Mit Sport bis ins hohe Alter leistungsfähig bleiben. SPORT in Hessen, 17. April 1993, 7 – 8.

Janssen, J.-P. (1995): Gesundheit und Sport im Alter: Verhaltenswissenschaftliche und epidemiologische Befunde. Sportonomics 1, 2, 55-60.

Kapustin, P.: Der alternde Mensch und sein Verhältnis zum Sport. In: GRÖSSING, S. (Hrsg.): Senioren und Sport: Begründung, Zielsetzung.

Klingholz, R.: Deutschlands Zukunft – Aufbruch in ein anderes Land. GEO 05, 2004, 88 - 104

Künemund H. (2005). Datengrundlage und Methode. In: M. Kohli & H. Kündemund (Hrsg.), Die zweite Lebenshälfte. S.24-41. Wiesbaden: VS Verlag für Sozialwissenschaften

LARSSON, L. (1978): Morphological and functional characteristics of the ageing skeletal muscle in "Alter, Altern, Alterssport" Seite 24 man. A cross sectional study. In: Acta Physiol Scand Suppl 457, 1-36.

LARSSON, L., G. GRIMBY, J. KARLSSON (1979): Muscle strength and speed of movement in relation to age and muscle morphology. In: J Appl Physiol: Respirat Environ Exercise Physiol 46, 3, 451-456.

Mechling H. (1998). Training im Alterssport. Sportliche Leistungsfähigkeit und Fitness im Alternsprozess. Schorndorf: Karl Hofmann.

Menning S. (2006). Gesundheitszustand und gesundheitsrelevantes Verhalten Älterer, GeroStat Report Altersdaten 02/2006. Berlin: Deutsches Zentrum für Altersfragen

Meusel, H. (1999): Sport für Ältere. Bewegung - Sportarten -Training; Handbuch für Ärzte. Therapeuten, Sportlehrer und Sportler. Schattauer: Stuttgart, New York.McIntyre et al. (1992)

Pickenhain, L., W. Ries (Hrsg.) (1988): Das Alter (Kleine Enzyklopädie). VEB Bibliographisches. Institut: Leipzig.

Samitz, G., G. Mensink: Körperliche Aktivität in Prävention und Therapie – Evidenzbasierter Leitfaden für Klinik und Praxis. Marseille, München 2003

W. R. Frontera, C. N. Meredith, K. P. O'Reilly, W. J. Evans. Strength training and determinants of VO2max in older men. Journal of Applied Physiology Published 1 January 1990 Vol. 68 no. 1, 329-3